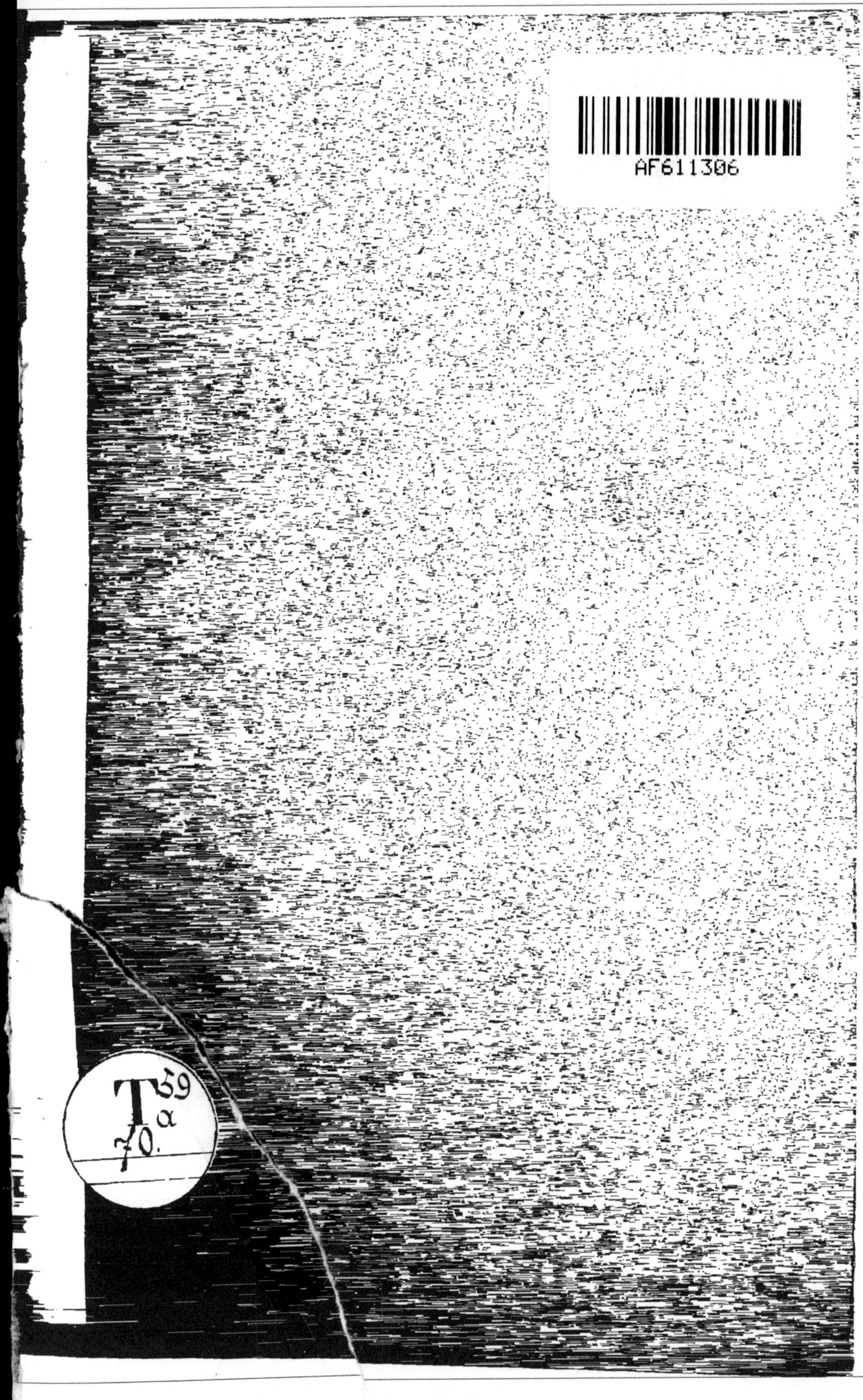
AF611306
T 59 a 70.

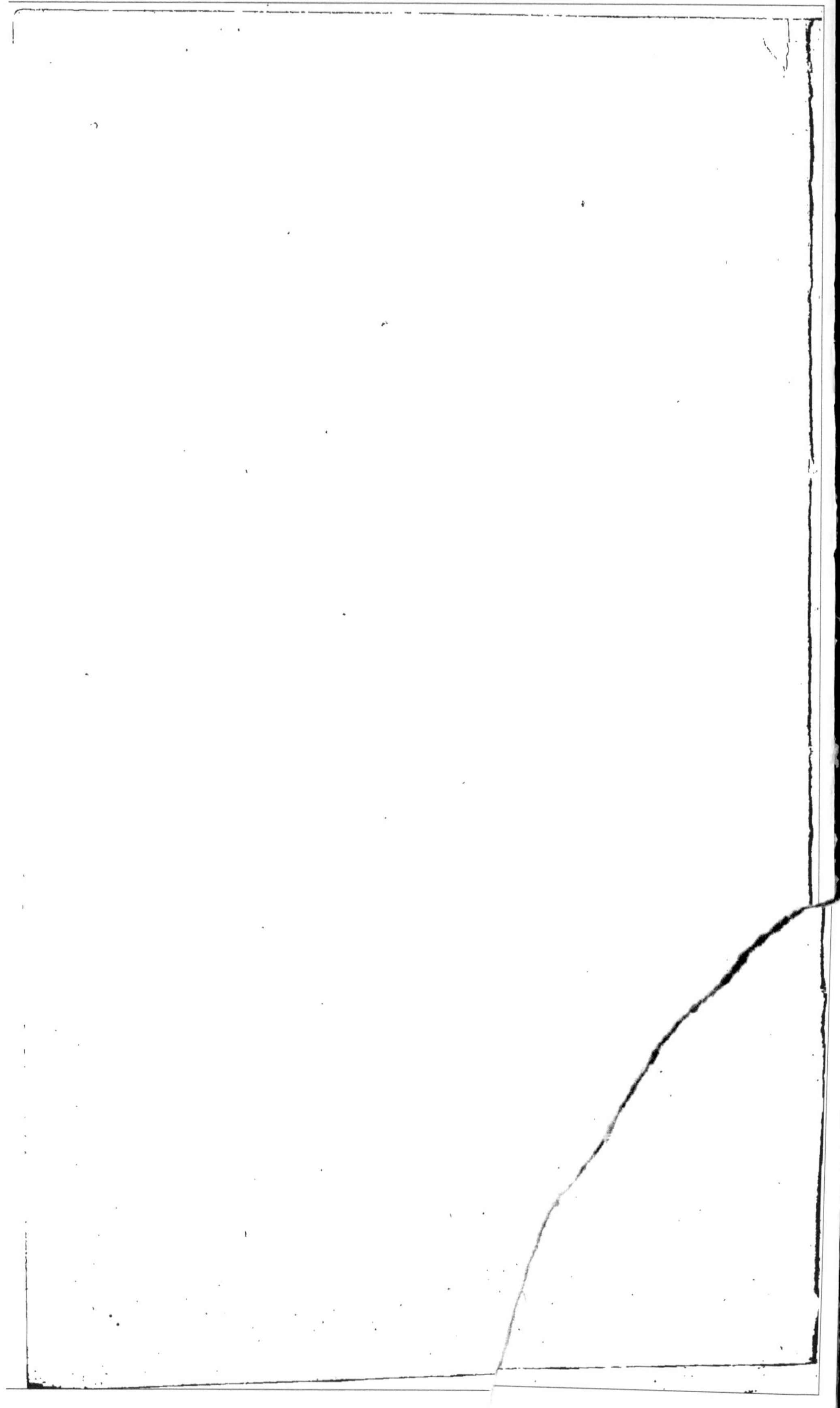

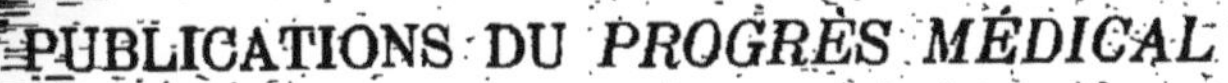

PUBLICATIONS DU *PROGRÈS MÉDICAL*

QUELQUES ANOMALIES
DE DÉVELOPPEMENT
DES
ENVELOPPES CRANIENNES
DU FŒTUS ET DU NOUVEAU-NÉ
AVEC
CONSIDÉRATIONS CLINIQUES

PAR

E. BONNAIRE

Accoucheur des Hôpitaux.

PARIS

... BUREAUX DU ... MÉDICAL

E. LECROSNIER et BABÉ
ÉDITEURS
Place de l'École-de-Médecine.

1891

PUBLICATIONS DU *PROGRÈS MÉDICAL*

QUELQUES ANOMALIES
DE DÉVELOPPEMENT
DES
ENVELOPPES CRANIENNES
DU FŒTUS ET DU NOUVEAU-NÉ

AVEC

CONSIDÉRATIONS CLINIQUES

PAR

E. BONNAIRE
Accoucheur des Hôpitaux.

PARIS

AUX BUREAUX DU
PROGRÈS MÉDICAL
14, rue des Carmes, 14.

E. LECROSNIER et BABÉ
ÉDITEURS
Place de l'École-de-Médecine.

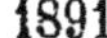

1891

QUELQUES ANOMALIES
DE DÉVELOPPEMENT
DES
ENVELOPPES CRANIENNES
DU FŒTUS ET DU NOUVEAU-NÉ
AVEC
CONSIDÉRATIONS CLINIQUES

I

ANOMALIES D'OSSIFICATION DE LA VOUTE OSTÉO-MEMBRANEUSE DU CRANE.

A la naissance, la partie des enveloppes céphaliques qui répond à la voûte du crâne est constituée, au point de vue de la résistance, par deux couches concentriques : la voûte du crâne encore incomplètement ossifiée, et le cuir chevelu.

La première de ces deux enveloppes forme le casque ostéo-membraneux. Dans l'épaisseur de la voûte molle, composée primitivement de tissu fibreux, se trouve engaînée une série de pièces osseuses, courbes, minces, encore dépourvues de diploé, et dont les bords arrondis sur les angles viennent imparfaitement en contact de l'une à l'autre.

*

Du défaut de coaptation exacte de ces pièces solides, résulte un ensemble d'espaces membraneux linéaires dépressibles qui forment les sutures sur les bords des os, et d'espaces plus vastes, de forme losangique, triangulaire ou irrégulièrement quadrilatère, qui répondent aux confluents des sutures et constituent les fontanelles.

Chez l'enfant à terme, dont l'ossification a subi l'évolution normale, les sutures membraneuses ne représentent guère qu'un espace virtuel. Leur rôle est de permettre aux os de se déplacer les uns sur les autres par un chevauchement léger. Mais toutes les sutures ne permettent pas un jeu égal aux pièces qu'elles relient entre elles. A la naissance, les trois quarts inférieurs de la suture intercoronale ont disparu par la synostose des deux frontaux. La suture pariéto-temporale est très serrée, de telle sorte que les deux os qui la forment par leur juxtaposition intime ne peuvent s'écarter l'un de l'autre; on ne sent donc pas d'interligne membraneuse à ce niveau. Le contact bord à bord du pariétal et du frontal dans les trois quarts externes de leur suture, celui du pariétal et de l'occipital sur toute l'étendue de leurs connexions, est assez lâche pour permettre un changement dans les rapports des rebords linéaires adjacents. Mais il n'existe pas d'écartement véritable, et si l'on constate un chevauchement du pariétal sur le frontal ou sur l'occipital, on peut voir que les bords de ces os, grâce à leur souplesse, ne font que s'entre-croiser sur une très petite étendue. C'est ainsi que dans le tassement total du crâne on sent le pariétal déborder le frontal, mais en passant mi-partie au-dessous et mi-partie au-dessus de lui. Il en est de même pour la suture occipito-pariétale, bien qu'en ce point le déplacement s'effectue presque exclusivement par l'enfoncement de la lame osseuse épactale au-dessous du pariétal.

C'est au niveau de la suture sagittale qui relie les deux pariétaux l'un à l'autre que la mobilisation des os est susceptible de la plus grande exploration. Aussi cet espace linéaire membraneux offre-t-il au doigt un relief plus accusé que les autres sutures ; comme il est le plus aisément accessible de tous au toucher, dans la présentation du sommet, on a pu avec raison le considérer comme l'aiguille de la boussole qui guide l'accoucheur dans le diagnostic des positions de l'extrémité céphalique fléchie.

Sur le crâne bien ossifié il n'existe que deux fontanelles : l'une spacieuse, en forme de fer de lance, plus longue d'avant en arrière que large transversalement, répond au confluent des deux frontaux et des deux pariétaux. C'est la grande fontanelle dite aussi antérieure ou bregmatique. Les bords en sont nets, linéaires et mousses, et tranchent sous le doigt avec la mollesse de l'aire membraneuse qu'ils limitent. L'autre fontanelle est un confluent de sutures, mais non, sauf exception, un espace membraneux réel. Elle répond à la jonction des deux pariétaux et de l'occipital. Elle occupe le sommet de l'angle formé par les deux branches divergentes de la suture lambdoïde. La suture sagittale conduit le doigt d'une fontanelle à l'autre.

Comme cette dernière suture, les deux fontanelles constituent des repères précieux qui permettent au doigt de déterminer l'orientation de la tête fœtale à l'intérieur du bassin. On conçoit donc aisément comment les dispositions anormales de la voûte ostéo-membraneuse tenant à un excès total, à un défaut, à une irrégularité de distribution dans le développement du tissu osseux, peuvent apporter des troubles à l'exploration par le toucher.

L'ossification de la voûte céphalique évolue suivant un processus particulier. Au lieu de se développer par transformation du cartilage fœtal, comme on l'observe pour la presque totalité du reste du squelette, le tissu osseux du crâne apparaît d'emblée en plein tissu conjonctif; il s'étend sous forme de plaques interstitielles au sein de l'enveloppe membraneuse, de la même façon qu'il se dépose à la face profonde du périoste des os à origine cartilagineuse.

Cette ossification s'opère de manière identique pour tous les os de la voûte du crâne. Si nous prenons par exemple le pariétal, siège le plus habituel des anomalies de développement, on voit que le point d'ossification primitif se manifeste à partir du troisième mois de la vie intra-utérine, et prend naissance sur la bosse pariétale. Autour de ce point, comme centre, la substance osseuse s'épand en rayonnant; elle forme des aiguilles qui se propagent en longueur jusqu'à ce qu'elles aient gagné les limites périphériques de la plaque osseuse définitive. Ces aiguilles, régulièrement divergentes, sont reliées entre elles par des fibres conjonctives qui coupent leur direction dans un sens oblique ou perpendiculaire. L'ensemble des travées fibreuses d'ossification ainsi dessiné, a été justement comparé par Béclard (1) à un canevas de dentelle sans broderie. Ce même auteur a distingué dans les os crâniens en voie de développement trois zones concentriques, dont l'épaisseur et la densité vont en diminuant à mesure qu'elles s'éloignent du point central d'ossification : 1° une zone centrale, ou zone compacte, qui répond au foyer primitif d'ossification; 2° une zone d'apparence réticulée, intermédiaire; 3° une zone rayonnée ou pectinée, occupant la périphérie de l'os.

A la naissance, les trois zones cessent d'être distinctes et l'os, bien formé, offre une égale consistance et un même aspect homogène sur toute son étendue. Les bords sont nettement délimités et sans aspérités.

---

(1) Béclard. — *Mémoire sur l'ostéogénie et l'ossification.* (*Nouveau journal de médecine*, 1819, p. 327.)

Ses dernières règles datent du 25-29 juin 1890, et elle nous a affirmé avoir des raisons indubitables d'assigner comme date du début de sa grossesse le 1er juillet. L'enfant offre d'ailleurs tous les caractères de la maturité : il pèse 3,200 gr. environ, et se montre très vigoureux. Nous l'examinons deux jours après sa naissance, et rien d'anormal dans son aspect ne nous indique, au premier coup d'œil, qu'il soit porteur d'une malformation quelconque.

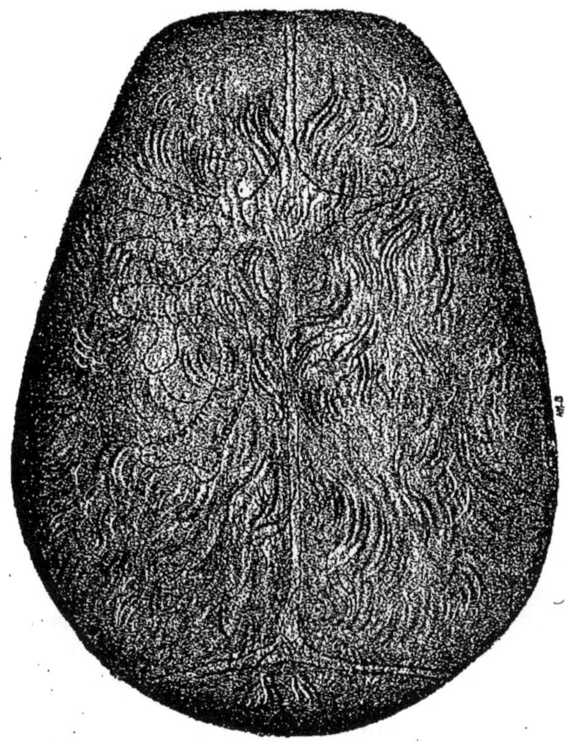

Fig. 1.

Ce n'est que par hasard, en promenant les doigts sur les sutures et fontanelles du crâne, que nous sommes surpris de rencontrer sur la voûte un ensemble de languettes osseuses, alternant avec des espaces mous, dépressibles, dont la configuration très bizarre est assez difficile à suivre dans ses contours. D'une façon générale, le crâne est peu dense, et en

**

divers points il se laisse déprimer en donnant la sensation de crépitation parcheminée. Néanmoins la suture sagittale n'est pas extraordinairement élargie, la petite fontanelle est presque fermée, et il n'existe pas d'incisure de Gerdy. Du côté droit, les deux lèvres de la fontanelle bregmatique sont nettement isolables, mais il en est différemment du côté gauche. En suivant le rebord du frontal gauche, on rencontre, à deux centimètres de l'angle latéral de la grande fontanelle, une dépression membraneuse en forme de fiole à large goulot, dont le fond est disposé en cul de bouteille. Cette dépression offre une profondeur de un centimètre et demi environ (*Fig.* 1).

Vis-à-vis de celle-ci, on sent, sur le bord du pariétal mince et dépressible, une solution de continuité qui s'enfonce jusqu'à la partie moyenne de l'os en envoyant des diverticules allongés en divers sens, à la façon des branches d'un arbre. Etroites par places, et notamment à leur abouchement sur les limites de la grande fontanelle, ces anfractuosités sont élargies en d'autres endroits et dessinent de véritables culs-de-sac dans leur partie la plus profonde.

L'os semble avoir été découpé de la façon la plus capricieuse, à la manière de ces jouets composés de tablettes de bois que les enfants engrènent par leurs bords pour reconstituer un dessin d'ensemble. Entre les dépressions serpentent des languettes osseuses déchiquetées, de consistance inégale suivant les points. Très minces au voisinage des sutures, elles sont plus épaisses à mesure qu'elles s'approchent de la bosse pariétale, si bien qu'au niveau des culs-de-sac les plus profonds, le relief des espaces membraneux devient très facile à délimiter, alors qu'il faut un toucher très délicat pour établir le départ entre les parties molles et les parties osseuses, sur la frontière antérieure du pariétal.

Notre désir eût été de faire constater à quelques-uns de nos confrères l'anomalie singulière dont le crâne de cet enfant était le siège. Dans ce but, nous revînmes quatre jours après le premier examen pour prendre un second dessin de la disposition anatomique. Notre surprise fut grande de constater l'étendue des changements locaux qui étaient effectués dans ce court espace de temps. L'ossification s'était propagée avec une rapidité extraordinaire, et il n'était pas douteux qu'elle dût se compléter à trop bref délai pour qu'il nous fût possible de montrer le crâne de l'enfant en temps opportun.

Au lieu de trouver des anfractuosités communiquant largement avec la grande fontanelle et la suture coronale, nous pûmes constater que les espaces membraneux intra-pariétaux s'étaient isolés des précédentes par la production d'une lamelle osseuse étendue en bordure du pariétal, qui avait fermé le point d'abouchement.

Non seulement il s'était établi une barrière qui avait comblé la portion périphérique des anfractuosités, mais encore ces dernières s'étaient, en grande partie, ossifiées ; il ne restait à l'état membraneux que les espaces taillés dans la zone réticulée, c'est-à-dire les culs-de-sac voisins de la bosse pariétale.

La disposition était encore plus singulière que lors de notre premier examen. L'os était troué de deux rigoles curvilignes allongées, à limites très nettes. Leur contour est indiqué par une ligne pointillée sur la *figure* 1. Ces deux espaces étaient situés de part et d'autre de la bosse pariétale : l'un au-dessus, parallèle à la suture sagittale, dont il était séparé par une bande osseuse large de 15 millimètres environ, l'autre parallèle à la suture coronale. Tous les deux avaient une égale longueur de 20 millimètres à peu près.

L'encoche siégeant sur l'écaille du frontal droit avait conservé sa forme et sa communication avec la suture adjacente.

A notre grand regret, nous n'avons pas pu revoir l'enfant par la suite. Mais nous ne doutons pas que le défaut d'ossification n'ait été très rapidement comblé, à en juger par les progrès qui s'étaient accomplis dans la solidification du crâne dans un laps de quatre jours.

Si nous n'avions pratiqué nous-même nos explorations très attentives du pariétal dès le lendemain de la naissance, et si nous n'avions examiné l'os, incomplètement formé, qu'au moment où les défauts de substance osseuse affectaient la forme de trous, il ne nous fût certainement pas venu à l'esprit de supposer que ces espaces membraneux avaient été primitivement en connexion avec la fontanelle bregmatique.

Si nous ne trouvons pas mention de ces anfractuosités arborescentes dans les auteurs, nous voyons du moins que les perforations isolées ont été étudiées. Parrot en a donné la description, sous le nom de perforations crâniennes spontanées chez les enfants du premier âge (1).

(1) Parrot. — *Des perforations crâniennes spontanées chez les enfants du premier âge.* (*Revue de méd. et de chirurg.* Tome III, 1879, p. 769.)

Il divise ces perforations en congénitales et acquises, et considère que tout au moins les secondes sont fréquemment en relation pathogénique avec la syphilis. Dans notre observation nous n'avons constaté ni directement chez la mère, ni par renseignement chez le père, aucune trace de cette diathèse.

Parrot fait jouer un rôle important à l'action de la pesanteur dans la production et dans la localisation des perforations crâniennes. Dans le cas, dit-il, où elles sont congénitales, elles sont disposées symétriquement le long des sutures sagittale et métopique qu'elles n'atteignent pas, et elles ne dépassent pas, en bas, la ligne des bosses pariétales et frontales. Les perforations sont rares sur les frontaux; on les voit autour du bregma et sur les pariétaux, à une égale distance du lambda et de la grande fontanelle. « Ainsi les altérations congénitales appartiennent à la partie antéro-supérieure du crâne et sont péribregmatiques : c'est là ce qui les caractérise topographiquement. » Ce même auteur explique de la façon suivante l'action de la pesanteur : Dans l'utérus, jusqu'au septième mois, la tête est au fond de l'organe fortement inclinée en avant et le bregma se trouve dans une position déclive. A partir du huitième mois, elle est en bas et alors ce sont les pariétaux et le frontal qui occupent la région la plus inférieure. Il résulte de ces remarques que ces lésions répondent précisément aux points de la calotte crânienne qui demeurent dans une déclivité habituelle et sur lesquels l'encéphale sollicité par la pesanteur vient s'appliquer de la manière la plus continue.

Si la malformation que nous avons observée semble différer par sa disposition, telle que nous l'avons constatée le premier jour, de celles qu'à étudiées Parrot, il nous semble probable que les faits décrits par l'éminent professeur ont obéi à la même évolution que dans notre observation. Il les a découverts chez 44 enfants dont l'âge variait de 3 à 53 jours, et les cas le plus précocement examinés avaient trait à des nouveau-né de 6, 5, 4 et 3 jours. Ne peut-on pas admettre dans ces faits que la marche de l'ossification avait pu déjà isoler les anfractuosités membraneuses du reste des sutures normales et les transformer en trous, soit durant la vie intra-utérine même, soit pendant les deux ou trois premiers jours de la vie extra-utérine?

A défaut d'autre explication, force nous est de nous contenter de l'hypothèse pathogénique indiquée par Parrot. Si l'on songe toutefois que l'encéphale constitue avant la naissance une masse molle, homogène, presque dénuée de circonvolution; qu'il est engaîné par les méninges et baigne médiatement dans le liquide céphalo-rachidien, on éprouve quelque difficulté à concevoir comment cet organe peut exercer une pression assez intime à la face profonde de la calotte crânienne pour en entraver le développement.

Envisagée au point de vue anatomique, l'anomalie d'ossification que nous venons d'exposer ne mériterait guère d'être rapportée qu'à titre de simple curiosité et de jeu de la nature.

Elle nous a semblé n'être pas sans intérêt en ce qui concerne la clinique obstétricale, et fournir matière à quelques considérations pratiques. Non seulement le défaut, mais encore l'excès d'ossification de la tête fœtale peuvent considérablement modifier les caractères du crâne perçus par le toucher, et, quoique agissant en deux sens opposés, ces deux ordres d'anomalies créent à titre égal des sources d'embarras, lorsqu'il s'agit d'établir à l'aide du doigt le diagnostic précis de la position du sommet.

Si pour connaître l'orientation de la tête dans l'excavation pelvienne, l'accoucheur dispose de trois procédés d'investigation, le palper, l'auscultation et le toucher, il s'en faut que ces trois procédés aient égale valeur, lorsqu'ils sont mis en application dans le cours du travail de l'accouchement.

Assurément, pendant la grossesse, alors que la tête est encore plus ou moins haut située par rapport au bassin, que le col est fermé et qu'un épais matelas de parties molles sépare le relief des sutures et fontanelles de la pulpe du doigt explorateur, le palper fournit des renseignements plus précis et plus aisés à acquérir que le toucher. La recherche de l'orientation des deux reliefs formés par le front et l'occiput de la tête fléchie suffit à indiquer la position. Il en est de même pour la direction du plan dorsal. Quant à l'auscultation, à laquelle Depaul attachait une grande valeur au point de vue du diagnostic des positions, grâce à une distribution schématique mais malheureusement erronée des foyers de battements du cœur fœtal qu'il avait imaginée, elle ne sert tout au plus qu'à indiquer la position fondamentale. En se reportant aux recherches de M. Ribemont-Dessaignes, on voit, par exemple, combien se trouvent rapprochés les uns des autres les foyers d'auscultation dans les positions O. I. D. A.; O. I. G. A.; O. I. G. P.

Mais, pendant le travail, la succession des contractions douloureuses, la rétraction utérine qui suit la rupture de la poche des eaux, gênent singulièrement la palpation et l'auscultation. La tête s'engage profondément et on doit s'estimer heureux lorsqu'on arrive à limiter de la main la situation précise du dos de l'enfant. Mais quelque certitude qu'on puisse acquérir au sujet de ce dernier élément de diagnostic, celui-ci ne permet pas de préjuger à coup sûr de la position de l'occiput.

A diverses reprises il nous est arrivé de porter, d'après le palper et l'auscultation, le diagnostic de position O. I. D. P., alors que le toucher venait indiquer ensuite qu'il s'agissait en réalité d'une position secondaire transversale, voire même antérieure et non postérieure de sommet.

Cette cause d'erreur inhérente à l'exploration abdominale tient à ce que la tête en s'engageant peut conserver une certaine indépendance par rapport au tronc, grâce au jeu des articulations cervicales. C'est surtout dans les positions postérieures où elle est primitivement mal fléchie et par suite plus mobile, qu'elle peut exécuter une rotation partielle que ne suit pas immédiatement un déplacement des épaules dans le même sens. Cette dissociation possible entre l'orientation du dos et celle de la tête n'est pas sans importance dans les cas où l'on a recours à l'application du forceps. On ne doit donc, pendant le travail, considérer le diagnostic de la position comme dûment établi que lorsque le doigt peut découvrir les rapports de direction de la suture sagittale avec les diamètres du bassin.

Les dispositions anatomiques intrinsèques de la tête qui peuvent modifier la conformation des sutures et des fontanelles sont donc de notion capitale pour l'accoucheur.

L'excès d'ossification prématurée fait disparaître les bandelettes membraneuses reliant les pièces osseuses entre elles, et celles-ci peuvent même se trouver entièrement engrenées à la naissance. Une telle disposition rend plus difficilement appréciable le relief de la suture sagittale. L'excès d'ossification se traduit en outre par l'apparition de noyaux d'ossification surnuméraires dans l'aire des fontanelles, qui donnent naissance aux os Wormiens. Simples ou doubles, ils ont leur siège d'élection le plus fréquent à la petite fontanelle, où on leur a donné aussi le nom d'os des Incas.

Leur présence modifie entièrement les apparences habituelles de ce confluent de sutures. Au lieu d'être triangulaire, la fontanelle postérieure, occupée par un ou deux os quadrilatères, est sillonnée de quatre reliefs linéaires et elle perd ainsi, sur le crâne très ossifié, son caractère différentiel le plus aisément appréciable d'avec la fontanelle bregmatique. A maintes reprises nous avons entendu notre maître, M. Tarnier, insister sur l'importance de cette cause d'erreur de diagnostic.

On trouve représentés dans l'Atlas d'Ahlfeld (1) plusieurs exemples très nets d'hyperossification prématurée du crâne. La figure 14 de la table XLII de cet ouvrage représente deux os Wormiens susoccipitaux soudés entre eux : la suture sagittale est synostosée, et il existe une fissure occipitale médiane. La fontanelle antérieure est comblée par du tissu osseux et il ne reste à ce niveau qu'un relief demicirculaire de suture très incomplet. Le diagnostic de la position céphalique eût été très certainement en ce cas impraticable par le toucher limité à la voûte du crâne.

Les Figures 16 et 17 représentent deux grandes fontanelles entièrement ossifiées. Dans les deux faits, il semble que le pariétal *gauche* se soit développé en excès, au point de former un prolongement qui a comblé à fond l'espace membraneux et qui a fait ainsi disparaître le bord postérieur gauche du losange.

Quand l'ossification est insuffisamment avancée et quand elle est en même temps irrégulièrement répartie, comme dans notre observation, ce n'est plus le défaut, mais l'excès d'amplitude des sutures et fontanelles et surtout l'existence des espaces suturaires anormaux qui vient dénaturer les caractères des points de repère céphaliques. Dans le pelotonnement que subissent les tissus du fœtus en franchissant la filière pelvi-génitale, les pièces osseuses dénuées de cohésion se plissent, chevauchent à outrance par leurs

(1) Ahlfeld. — *Atlas zu die Missbildungen des Menschen.* Leipzig, 1882. Tafl. XLII.

bords et se tassent avec prédominance, tantôt du côté de la grande fontanelle, tantôt du côté de la petite, selon les variétés de position du sommet.

Si le doigt tombe sur une fontanelle de Gerdy large et peu profonde, double et symétrique, il peut la confondre, à cause des quatre bords qui la limitent, avec la grande fontanelle. S'il rencontre une incisure étroite et allongée, il peut prendre l'espace angulaire, dessiné par la rencontre de cette fente avec la sagittale, pour une fontanelle occipitale.

Le défaut d'ossification peut être symptomatique d'une hydrocéphalie fœtale. Ce n'est pas seulement dans le cas où la tête constitue une poche très volumineuse pleine de liquide et où elle demeure arrêtée au-dessus de la marge du bassin par suite de l'excès de ses dimensions, qu'on rencontre de vastes espaces fontanellaires. En pareil cas, le palper sus-pubien et le toucher profond manuel permettent de diagnostiquer la malformation. Mais aussi il peut exister une hydrocéphalie spéciale, sans accroissement appréciable du volume de la tête, consistant en une distension des ventricules. Cette hydrocéphalie ventriculaire, comme l'hydrocéphalie anencéphalique, se traduit seulement à l'extérieur par un défaut d'ossification joint à une tension fluctuante de l'intérieur du crâne. Notre figure 2, représentée dans le chapitre suivant consacré aux malformations du cuir chevelu, en indique un exemple. L'engagement de la présentation, s'effectuant en pareil cas dans les conditions presque normales, le diagnostic différentiel de cette malformation d'avec le défaut d'ossification idiopathique est impossible.

Dans les positions postérieures du sommet où la tête est imparfaitement fléchie, le champ d'exploration unidigitale a pour centre la grande fontanelle. On n'atteint donc qu'une partie de la suture sagittale.

Telle était la position suivant laquelle s'est présenté l'enfant qui fait le sujet de notre observation. La

***

sage-femme qui a assisté à l'accouchement s'est trouvée dans un certain embarras, malgré sa grande expérience, quand elle a voulu reconnaître l'orientation précise du sommet. La femme lui a été amenée en travail : en pratiquant le toucher, elle n'a pu sentir autre chose au centre de l'aire pelvienne qu'un véritable chaos de languettes osseuses déplacées les unes sur les autres et entremêlées d'espaces membraneux simulant des sutures fusant en divers sens. La petite fontanelle n'était pas accessible. Comme l'accouchement évoluait sans encombre, elle attendit. Bientôt la tête acheva de se fléchir et exécuta son mouvement de rotation. Ce ne fut que lorsque l'occiput fut arrivé derrière l'éminence iléo-pectinée droite qu'elle put reconnaître, en sentant en ce point la petite fontanelle abaissée, qu'il s'agissait d'une position droite du sommet.

Quoique dans l'accouchement d'allure la plus favorable on puisse à la rigueur se passer d'un diagnostic de position secondaire précis, il est toujours préférable, en vue d'une intervention possible, de connaître exactement l'orientation de la tête. S'il existe une conformation anormale de la tête, il faudra redoubler de précautions en pratiquant le toucher. On devra se souvenir que ce mode d'exploration donnera des renseignements d'autant plus précis qu'il sera pratiqué avec d'autant plus de lenteur et de douceur. Pour bien discerner les sutures et fontanelles, il faut les frôler légèrement de la pulpe du doigt et non les déprimer fortement avec l'index tenu rigide. L'exploration doit être portée aussi loin que possible et on doit, par un mouvement de circumduction à large rayon, parcourir la plus grande partie accessible de la voûte crânienne. Dans les cas douteux, on ne s'attachera donc pas à l'étude exclusive de la fontanelle la plus rapprochée de la vulve, mais on ira à la recherche de celle qui est située à l'opposite. Les sutures sagittales conduisent de l'une à l'autre et on fera l'examen des deux espaces en les mettant en parallèle et reportant le doigt, s'il est besoin, à plusieurs reprises, de l'une à l'autre. Ce n'est que par la découverte de l'orientation des trois repères, les deux fontanelles et la suture sagittale, qu'on évitera les causes d'erreur dans le diagnostic dues à une ossification anormale.

S'agit-il d'une position postérieure et la petite fontanelle se trouve-t-elle haut située en arrière, on introduira l'index et le médius dans la gouttière vaginale et, s'il en est besoin même, on coulera quatre doigts sur les côtés de la tête. Le toucher devient ainsi manuel et, par ce dernier moyen d'investigation, il n'est plus permis de méconnaître la position du sommet. A défaut de netteté dans les caractères des repères ostéo-membraneux, et surtout si la prolongation du travail a donné lieu à la production d'une épaisse bosse séro-sanguine, il suffit de suivre le conseil donné par M. Tarnier et d'aller à la recherche de l'oreille. Là où regarde l'attache du pavillon se trouve dirigé l'occiput.

Si l'excès et si le défaut d'ossification de la tête semblent défavorables à titre égal pour les facilités du diagnostic, il n'en est pas de même de leur influence sur le mécanisme de l'accouchement. Tandis que la première de ces deux dispositions constitue un élément de dystocie maternelle, la seconde, sauf exception, facilite généralement la marche de l'expulsion fœtale.

Trop ossifiée, la tête constitue un bloc irréductible et elle n'obéit pas aux phénomènes plastiques. Au lieu de se modeler par le pétrissage qui résulte de la lutte entre les pressions exercées par l'utérus et les contre-pressions dues à la réaction élastique des parties molles qui tapissent l'excavation pelvienne, et au lieu de prendre la forme cylindro-conique éminemment favorable à son passage à travers la gouttière périnéale (1),

(1) Budin. — *De la tête du fœtus*, etc. Thèse Paris, 1876.

la tête reste ronde et, à ce titre, elle expose les parties molles maternelles à un surcroît de distension qui peut entraîner leur effraction.

A l'heure actuelle, les accoucheurs se divisent en deux camps au sujet de l'influence nocive que peut exercer la tête par son volume sur l'anneau vulvaire : les uns considèrent que les grosses têtes passent mieux; les autres, au contraire, admettent que les têtes petites exposent moins aux dégâts maternels. Mais il y a volume absolu et volume relatif de la tête : et ce dernier dépend des modifications plastiques inhérentes à la souplesse du crâne. On peut donc mettre les uns et les autres d'accord en disant que ce n'est pas l'excès de dimension, mais l'excès de consistance de la tête qui cause le mal, et qu'une grosse tête peu ossifiée franchit plus heureusement la vulve qu'une petite tête très dure.

Il importe, à ce propos, de remarquer qu'à terme égal de développement fœtal, les petites têtes sont bien plus fréquemment solidifiées à l'excès dans leur enveloppe que les grosses. Ce n'est qu'à titre exceptionnel que l'hyperossification dépend d'une prolongation de la grossesse. En pareil cas, le volume du fœtus est exagéré.

A l'habitude, cette disposition dépend d'une évolution trop rapide du processus d'ossification. Il semble que, sous cette influence, la tête demeure petite, comme si l'encéphale en se développant n'avait pas la force d'expansion nécessaire pour lutter contre la rigidité du crâne.

Nous avons observé, il y a quelques semaines, à l'hôpital Saint-Louis, un enfant né au terme de huit mois, pesant à peine 2.000 grammes, chez lequel on n'arrivait qu'avec difficulté, après la naissance, à sentir le relief des rebords osseux en partie suturés. La petite fontanelle était fermée par un os Wormien.

Cette influence dystocique de l'excès d'ossification de la tête a de tout temps attiré l'attention des accoucheurs. Delamotte (1) parle des difficultés qu'il éprouva en un cas où les os, « au lieu de chevaucher les uns sur les autres, étaient au contraire fort ronds, durs et de niveau. »

Tarnier (2) rapporte une observation du Dr Héricé Legros, qui note dans un cas de dystocie, « que le crâne était rond au lieu d'être ovoïde, et que les os étaient le siège d'un travail hypertrophique qui en avait augmenté l'épaisseur. »

J.-E. Blake (3), dans une étude complète de l'élément de dystocie en question, estime que cet état s'observe surtout lorsque la mère est primipare, vigoureuse, et qu'elle mène une vie sédentaire pendant la grossesse. Skene (4) partage cette manière de voir et il s'explique ainsi comment les femmes débiles accouchent plus facilement que celles qui sont trop vigoureuses. Dans ces conditions, il y aurait dépôt de phosphates en excès. Blake considère que l'accouchement peut présenter d'assez grandes difficultés pour qu'il soit nécessaire de recourir à la crâniotomie. Sur trois observations qu'il rapporte de ce genre de dystocie, deux fois il pratiqua la crâniotomie sur l'enfant vivant. La troisième fois il put pratiquer l'extraction d'un fœtus mort à l'aide du forceps, au prix d'une vaste déchirure du périnée. Dans ce fait, d'ailleurs, l'enfant semblait avoir dépassé le terme. Il pesait 12 livres à peu près. « Les épaules étaient si larges, qu'on eut les plus grandes peines à lui faire prendre place dans le cercueil qui, cependant, avait été choisi comme s'il se fût agi d'un enfant de trois mois. »

---

(1) De La Motte. — *Traité des accouchements*. T. II, p. 762.

(2) Tarnier. — *Des cas dans lesquels l'extraction du fœtus est nécessaire*. Th. agr., 1860, p. 199.

(3) John Ellis Blake. — *Premature ossification of the fetal cranium as a cause of dystocia*, etc. *Amer. Journ. of Obstetrics*, 1879, p. 225.

(4) Ibid.

D'autres faits où la perforation fut nécessaire ont été signalés à la suite de la communication de Blake. Thomas l'a pratiquée deux fois et Reynolds une fois. Ce dernier auteur, ayant ouvert la cavité crânienne à l'aide du perforateur, ne put détruire suffisamment avec le forceps la coque osseuse évacuée et dut l'enlever par morcellement. Chez une femme de 34 ans en travail depuis deux jours, Garrigues (1) travailla en vain pendant 3 heures à extraire par le forceps un enfant à tête dure. Il fit la perforation sur la grande fontanelle. Sous la pression du crânioclaste, les os s'enfonçaient comme des lames de plomb.

L'expérience instituée par Thomas démontre d'ailleurs de façon péremptoire le rôle dystocique de la surossification crânienne. Une tête fœtale est placée dans le petit bassin d'un cadavre, et on lui fait franchir sans difficultés la gouttière périnéale. On l'ouvre, on retire la matière cérébrale, et on l'emplit à nouveau à l'aide de plâtre. Dans ces nouvelles conditions, elle ne peut plus être refoulée au dehors de l'anneau vulvaire.

Les raisons par lesquelles nous venons de montrer comment l'excès d'ossification exerçait une action dystocique, indiquent suffisamment par la réciproque comment la disposition inverse du crâne peut agir favorablement. Très malléable et réductible, la tête s'accommode au mieux à la forme de la filière pelvi-périnéale et les frottements fœtaux se réduisent à leur minimum. L'événement l'a d'ailleurs démontré dans notre observation ci-dessus rapportée, puisque, bien qu'il se fût agi d'une position postérieure du sommet, l'accouchement s'effectua dans un laps de temps n'ayant pas dépassé cinq heures.

---

(1) Garrigues. — *Dystocia from an anomaly of the fetal skull. Amer. Journ. of Obstetr.*, 1885, p. 410

Aussitôt l'enfant né, la sage-femme avait été frappée de la déformation extrêmement prononcée de la tête. Celle-ci, nous a-t-elle dit, semblait avoir été étirée du front à l'occiput. Lorsque nous vîmes l'enfant, moins de quarante-huit heures plus tard, il ne restait plus trace de cette distorsion toute physiologique, et le globe céphalique avait intégralement récupéré sa forme arrondie et symétrique. Le défaut d'ossification préside donc en même temps à l'exagération des déformations plastiques durant le travail, et à la très rapide *restitutio ad integrum* de la forme originelle après l'accouchement.

Dans quelques cas rares, cependant, la malléabilité extrême du crâne peut troubler le mécanisme de l'accouchement. Dans les positions postérieures du sommet, lorsqu'en même temps le périnée est dénué de souplesse, il semble que la tête vienne s'aplatir sur le plancher pelvien, elle refuse d'obéir aux contre-pressions exercées par les tissus maternels, qui doivent avoir pour effet de chasser le front dans la concavité du sacrum. La rotation ne s'exécute pas, la gouttière périnéale ne se creuse pas, et on est obligé de recourir à l'application du forceps pour faire tourner et extraire la tête.

En ce qui concerne le pronostic pour l'enfant, le degré de consistance du crâne n'est pas chose indifférente. Dans une mauvaise application de forceps, quand avec un instrument défectueux on exerce des tractions saccadées et quand, par les alternatives de ces serrement et de relâchement des manches du forceps, on détermine une sorte de mâchure du crâne, une tête molle est plus malmenée qu'une tête très ossifiée. Une compression uniforme, ainsi que l'ont démontré Leyden et Duret par leurs expériences sur le chien, n'offre pas les mêmes inconvénients qu'une série de resserrements du crâne. Un des avantages du forceps Tarnier est de mettre à l'abri de cette influence fâcheuse pour le fœtus, grâce à l'action de la vis de pression, qui permet de comprimer continûment, uniformément et à un degré déterminé les deux côtés de la tête.

Dans l'accouchement spontané, comme dans l'accouchement artificiel où l'on tire lentement et doucement, le chevauchement des sutures et le redressement de la courbure des tables osseuses qui donnent lieu aux phénomènes plastiques, semblent le plus souvent n'avoir aucune influence préjudiciable sur le fonctionnement de l'encéphale et sur la vie du fœtus. Les éléments de déformation auraient même, d'après la conception de Thouret (1), une action providentielle. « Le rapprochement des os du crâne, leur croisement, dit-il, ne peuvent pas avoir lieu sans que sa cavité naturelle ne perde de son étendue et n'expose le cerveau à une compression. » Par ce moyen, déduit-il, la nature épargne à l'enfant le sentiment de la douleur. « Lorsque, chez l'adulte, une partie de la calotte crânienne se trouvant enlevée, on exerce une certaine compression sur la substance cérébrale, on voit survenir un assoupissement immédiat. L'occipital, le frontal et les pariétaux peuvent, chez le fœtus, chevaucher avec une certaine facilité les uns sur les autres; il en résulte au moment de l'accouchement une compression du cerveau et, de là, comme conséquence, une véritable insensibilité. »

Denman (2) considère que la tête de l'enfant peut se réduire d'un tiers dans son volume sans que l'enfant en souffre. « Si l'encéphale de l'enfant, dit Billard (3), offre une telle tolérance à la compression, c'est en vertu de la loi générale : la résistance organique et l'activité réparatrice de chaque individu sont d'autant plus grandes

---

(1) Thouret. — *Recherches sur les différents degrés de compression dont la tête du fœtus est susceptible. Mém. de la Soc. de Méd.*, 1799.

(2) Denman. — *Introduction to the practice of Midwifery*, 1816, p. 352.

(3) Billard. — *Traité des maladies des enfants*. 3e édition. Paris, 1840. Préface, p. 2.

que le type auquel il répond est moins élevé dans la série animale. »

Pendant la vie intra-utérine, l'enfant peut en effet, par suite de sa physiologie propre qui en fait un parasite maternel, être considéré comme un être très inférieur dans la série animale, à l'enfant qui se développe au dehors de l'utérus. On sait, en effet, que le système nerveux spinal et ganglionnaire offre une grande prépondérance fonctionnelle sur l'encéphale, chez le fœtus. Il suffit d'avoir vu naître, comme Budin l'a mentionné (1) et comme nous-même l'avons observé une fois à la Maternité, des enfants criant avec la tête écrasée dans sa portion crânienne par le céphalatribe, pour avoir la démonstration pratique du fait.

Pour quelques auteurs cependant, le défaut d'ossification du crâne pourrait avoir un retentissement grave sur l'intégrité du fœtus. Parrot (2), avec Guéniot, considère que cet état anatomique est une cause fréquente d'hémorrhagie intra-crânienne. Math. Duncan (3) pense que si le cerveau est trop comprimé à travers un crâne trop dépressible, l'enfant se trouve exposé à devenir épileptique, idiot ou aliéné.

Truzzi (4) a publié une observation de mort du fœtus pendant le travail, qui s'est manifestée à l'autopsie par tous les caractères de l'asphyxie. Cet auteur rappelle à ce propos l'opinion de Schultze, qui discerne deux variétés d'asphyxie intra-utérine. L'une, rapide, qui se traduit par des mouvements de respiration prématurée, l'autre par le ralentissement progressif de la circulation. Dans le premier cas il y a excitation puis paralysie du centre respiratoire sous l'influence de l'accumulation de

---

(1) Budin. — *Obstétr. et gynéc.*, p. 219.

(2) Parrot — *Etude sur l'hémorrhagie encéphalique chez le nouveau-né. Arch. de Tocol.*, 1875, p. 15.

(3) M. Duncan. — *Brit. med. assoc., séance annuelle de* 1873. Londres.

(4) *Loc. cit.*

l'acide carbonique dans le sang ; dans le second cas, paralysie lente sans excitation préalable. La compression prolongée de l'encéphale entraînerait cette dernière variété d'asphyxie.

Bien que les faits de mort du fœtus par compression cérébrale ne doivent pas être mis en doute, il s'en faut qu'ils soient fréquents, et il nous semble juste de conclure que, dans l'immense majorité des cas, le défaut de consistance de la calotte ostéo-membraneuse est sans influence fâcheuse sur l'enfant.

L'excès d'ossification n'exerce aucune action sur le bon fonctionnement des appareils fœtaux pendant le travail. Il n'offre donc aucune valeur pronostique pour l'enfant au point de vue obstétrical. Nous signalerons toutefois la très fâcheuse influence qu'il peut avoir sur le développement ultérieur de l'individu.

M. P. Jacobi (1) a montré qu'il était indispensable pour la santé physique et psychique qu'il y eût des fontanelles et des sutures non fermées à la naissance ; il conseille de chercher à prévenir les fâcheux effets de la compression cérébrale, en soumettant l'enfant soit à un traitement stimulant, soit au contraire à l'inanition relative de façon à entraver son développement. Il considère que l'enfant atteint d'ossification prématurée est fatalement condamné à succomber à des accidents cérébraux. C'est en s'appuyant sur cette conclusion que Blake (2), Thomas, Reynolds estiment qu'il ne faut pas hésiter, au cas où l'expulsion offre des difficultés, à recourir à la perforation crânienne, lorsqu'on constate pareille anomalie au cours du travail. Est-il besoin de

---

(1) Mary Putnam Jacobi. — *Etiological and prognostic importance of the premature closure of the fontanels and sutures of the infantile cranium. New-York Journ. of Medic.* January, 1858.

(2) *Loc. citat.*

dire que, pour nous, cette conduite est trop radicale et que nous nous garderions bien de la conseiller ! Il semble difficile d'admettre qu'une application de forceps bien conduite ne puisse venir à bout de l'extraction de la tête la plus ossifiée, à condition que la mère soit bien conformée.

Dans les premiers jours qui suivent la naissance, il n'est pas rare de voir ces enfants comme engourdis, criant peu, têtant mal, tomber dans une athrepsie à évolution rapide et succomber sans offrir à l'examen nécroscopique de lésions viscérales appréciables.

Le nouveau-né prématuré, à tête ossifiée, que nous avons observé à Saint-Louis et dont nous avons fait mention plus haut, mourut de cette façon en moins d'une semaine, malgré le réchauffement par la couveuse et l'alimentation artificielle qui avaient été mis en œuvre avec la plus grande sollicitude.

Dans la seconde enfance, les sujets à tête trop tôt synostosée se développent mal, tant au point de vue physique qu'au point de vue psychique. S'ils ne succombent pas de bonne heure à des convulsions, ils peuvent demeurer idiots. La relation de cause à effet est aujourd'hui établie avec assez de précision pour que les chirurgiens n'hésitent pas, en pareille circonstance, à donner du jeu à l'encéphale enserré trop à l'étroit dans sa capsule crânienne, par le moyen de la craniectomie.

II

ANOMALIES DE DÉVELOPPEMENT DU CUIR CHEVELU

Un deuxième ordre de malformations spéciales aux enveloppes du crâne du fœtus a trait à certains arrêts de développement localisés au cuir chevelu. Ils se présentent avec l'apparence de pertes de substance de la peau, et dans les quatre faits que nous avons pu observer, ces pertes de substance affectaient une disposition en îlots siégeant à la partie supérieure du crâne.

Sauf dans un cas, cette anomalie de développement cutané ne s'accompagnait d'aucune autre malformation.

Par elle-même elle n'apporte aucune entrave au fonctionnement régulier des organes de l'enfant, et elle n'influe en rien sur les facilités du diagnostic par le toucher vaginal, non plus que sur l'évolution de l'accouchement. Elle n'offre donc pas l'intérêt clinique des malformations de l'enveloppe ostéo-membraneuse, aussi ne comporte-t-elle qu'une courte description et ne mérite-t-elle de fixer l'attention qu'au point de vue tératologique.

Nous n'avons pas trouvé mention de ces arrêts de développement en parcourant la littérature obstétricale. M. le Dr Bar nous a dit avoir rencontré, au Musée anatomique de Cologne, une pièce ayant trait à une absence partielle et étendue du cuir chevelu localisée à la région bregmatique, chez un enfant paraissant né à terme. Notre collègue et ami a bien voulu nous montrer le dessin rapide qu'il avait pris de cette disposition particulière. Bien que vraisemblablement de même origine pathogénique que les faits que nous avons en vue dans cette étude, la malformation en question en différait toutefois par l'étendue de l'arrêt de formation de la peau, et en même temps par l'absence d'ossification de la région crânienne sous-jacente.

M. Bar nous a également fait part d'une observation personnelle, encore inédite, dans laquelle il avait rencontré un arrêt de développement des téguments localisé en un point très peu étendu de la paroi latérale de l'abdomen d'un nouveau-né. M. Tarnier a vu des cas semblables.

Nous avons recueilli notre première observation à la Maternité, pendant notre internat dans cette maison, en 1884.

Il s'agissait d'une multipare, la femme Bour..., qui fut admise à l'hôpital le 2 juillet 1884. Elle était arrivée au terme de sa grossesse. Le travail était commencé depuis plusieurs heures, la dilatation du col était complète, la poche des eaux rompue. L'enfant avait succombé avant l'arrivée à la Maternité ; il se présentait en position A. I. G. de l'épaule droite. Il fut extrait par la version. Son poids, de 3,700 grammes, indiquait suffisamment que la grossesse n'avait pas été interrompue prématurément.

L'enfant était parfaitement conformé, non seulement dans ses apparences extérieures, mais encore dans les dispositions intimes de ses organes.

Au niveau du cuir chevelu, en un point situé immédiatement en arrière et au-dessus de la bosse pariétale du côté gauche, effleurant la direction de la suture sagittale sans empiéter sur la moitié droite du crâne, il existait une perte de substance cutanée.

Elle se présentait avec un contour nettement tracé, parfaitement circulaire, et offrait les dimensions d'une pièce de vingt centimes. Nulle trace de rougeur ni de gonflement au voisinage non plus qu'à la surface même de la solution de continuité. On ne pouvait songer à un travail ulcératif d'origine inflammatoire. Le fond de la pseudo-ulcération n'était pas cruenté et se trouvait tapissé par une membrane d'apparence plus claire que le reste du cuir chevelu, dénuée de poils et parfaitement lisse au doigt. Bien que nous n'ayons pas pratiqué l'examen histologique de la pièce, nous pensâmes qu'il s'agissait d'un simple défaut de développement de la peau.

Nous avons dû à la grande obligeance de M. Maygrier de pouvoir observer un second fait de même nature. Il s'agissait d'un enfant né à la maternité de la Pitié, en 1888. L'accouchement avait eu lieu à terme, spontanément, et avait été des plus faciles. L'enfant, bien développé, était de toutes parts normalement conformé, et se trouvait en parfait état de santé. La lésion cutanée congénitale offrait très exactement les mêmes dispositions, les mêmes dimensions, les mêmes contours nets et circulaires, et le même siège que dans le fait que nous avions observé en 1884. L'enfant quitta l'hôpital vers le 10e jour, sans qu'il fût survenu de changements appréciables dans l'état local de la peau du crâne. A notre connaissance, il n'a pas été de nouveau examiné par la suite. Tout donnait à penser qu'il a dû continuer à se développer régulièrement.

La troisième observation, plus complexe en ce sens qu'il existait conjointement des malformations profondes de la voûte ostéo-membraneuse du crâne, de l'encéphale et des organes des sens, a été recueillie par nous à la maternité de l'hôpital Saint-Louis, alors que nous remplacions dans son service M. le Dr P. Bar.

Nous devons à la complaisance de M. Lamotte, alors interne de cette maternité, d'avoir pu joindre à la description macroscopique des malformations l'examen histologique de la lésion congénitale qui nous occupe. Nous devons ajouter que le concours de notre obligeant assistant nous était d'autant plus précieux, pour ne parler que du cas particulier, que M. Lamotte possède une compétence toute spéciale en matière de tératologie.

Nous reproduisons ici *in extenso* cette observation, intéressante à différents points de vue.

Mme R..., primipare, âgée de 23 ans, journalière, entre à la maternité de Saint-Louis, le 12 mai 1890.

Elle ignore l'époque de ses dernières règles. L'utérus offre les dimensions d'un utérus à terme. Ses parois sont très tendues : la palpation est difficile à pratiquer ; on arrive cependant à percevoir un ballottement céphalique très net au fond de l'organe et à droite. On trouve une fluctuation évidente dans toutes les directions.

La dilatation du col est complète. La poche des eaux demeure tendue dans l'intervalle des contractions. On arrive cependant à reconnaître par le toucher qu'il s'agit d'une présentation du siège complet en S. I. G. T. non engagée.

On est frappé par les petites dimensions des extrémités accessibles au doigt. Les pieds ne semblent pas plus grands que ceux d'un enfant de huit mois. Comme l'utérus offre le volume qu'il doit avoir au terme de la grossesse, on pourrait penser à l'existence d'une grossesse multiple, mais la constatation d'un centre unique de battements cardiaques fœtaux, le défaut de réplétion utérine par de nombreuses parties fœtales, la facilité avec laquelle le flot se transmet dans tous les sens, fait rejeter de suite cette hypothèse. On s'arrête au diagnostic d'accouchement prématuré, avec hydramnios et présentation du siège.

La poche des eaux se rompt spontanément, et en vingt minutes l'expulsion est terminée. On est obligé cependant d'exercer quelques tractions digitales pour faire franchir à la tête dernière la gouttière périnéale.

L'enfant fait quelques inspirations et succombe presque aussitôt.

Les dimensions du tronc sont celles d'un enfant né au terme de 7 mois et demi environ. Mais la tête, quoique de forme normale, tranche par son volume et semble appartenir à un enfant né au terme de son développement.

Cette tête est anormalement peu ossifiée: les fontanelles bregmatique et occipitale sont larges. Cette dernière se confond avec la suture sagittale en un vaste espace triangulaire, dont la pointe est tournée vers le bregma (*Fig.* 2). La fontanelle de Gasser est largement ouverte. Néanmoins, la partie inférieure ou externe des sutures interfrontale, pariéto-cervicale et lambdoïde n'est pas extraordinairement élargie. C'est donc la partie supérieure du crâne qui constitue le siège presque exclusif du défaut d'ossification.

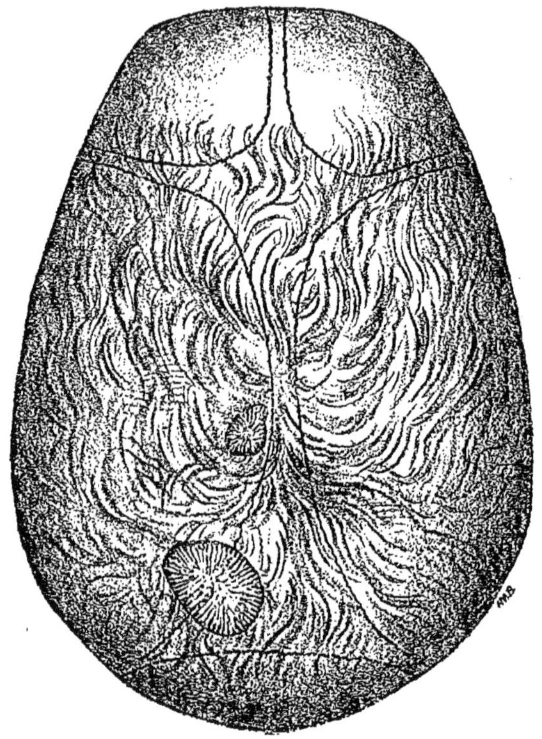

Fig. 2.

Le crâne ouvert, on constate que le cerveau est réduit à l'état d'une coque mince de substance nerveuse. Les ventricules latéraux sont distendus par une abondante accumulation de liquide, et on ne distingue pas les divers organes qui occupent à l'état normal le plancher de ces deux cavités. Il s'agit donc d'une hydrocéphalie purement ventriculaire.

Du côté des yeux, il existe à gauche un double coloboma de l'iris et de la choroïde. A droite on trouve un coloboma de l'iris seulement.

Les viscères n'offrent pas d'autres anomalies qu'une dégénérescence kystique du rein gauche.

Le cuir chevelu est le siège de trois îlots d'arrêt de développement. Le plus considérable présente les dimensions d'une pièce de 50 centimes et se trouve au niveau de l'angle postéro-supérieur du pariétal gauche. Le second, plus petit, est situé du même côté du crâne, en avant du précédent, au voisinage immédiat de la sagittale. Le troisième n'est pas représenté sur la figure. Il répondait à la coquille occipitale. Il a servi à faire l'examen microscopique.

Les trois plaques ne sont pas recouvertes de poils. Elles sont nettement délimitées par une petite bordure blanche qui marque la limite de la couche cornée de l'épiderme. Le fond des pseudo-ulcérations est occupé par un tissu jaunâtre, translucide, d'apparence gélatineuse. Il est sillonné par de nombreux vaisseaux sanguins de très petit volume.

Ce tissu rappelle, par sa transparence, son état gélatineux, et par sa vascularisation, la peau d'un fœtus de 2 à 3 mois. L'examen histologique montre qu'il n'y a pas seulement similitude d'apparences, mais encore identité absolue de structure.

Sur les coupes, en effet, on trouve en dehors des îlots la peau normale avec ses poils et ses glandes sébacées bien développés. La couche cornée, bien distincte de la couche de Malpighi, s'arrête brusquement au pourtour du foyer de la lésion. L'épiderme, au niveau des plaques, n'est représenté que par quelques couches de cellules plates, mais il n'y a pas de couche cornée bien nette ; les cellules les plus superficielles sont seulement plus minces que les profondes.

Le chorion proprement dit diffère également beaucoup au niveau de la peau saine et au niveau des arrêts de développement. Sur la peau saine, le tissu conjonctif est bien développé. On voit de nombreuses fibres conjonctives et des cellules fusiformes. Au niveau des plaques, au contraire, il n'y a pas de fibres conjonctives, mais seulement des cellules fusiformes ou arrondies plongées dans une gangue amorphe. Il n'existe ni poils, ni glandes en voie de formation. Les vaisseaux qui traversent ce tissu semblent relativement plus gros que ceux qu'on rencontre à côté dans la peau normale. Le chorion qui les entoure est si peu résistant que l'on voit ces vaisseaux se rompre sous l'influence de pressions légères. Le sang s'infiltre dans le tissu ambiant qui, de jaune et translucide qu'il était, devient uniformément rouge et opaque.

Peu de jours après avoir observé le fait que nous venons de décrire, nous avons eu occasion d'en observer un quatrième dans ce même service de l'hôpital Saint-Louis.

Le 24 août 1890, la nommée Corn.., âgée de 29 ans, est admise, en travail, à la maternité de Saint-Louis.

Cette femme est enceinte pour la 5e fois. Ses trois premières grossesses se sont heureusement terminées : deux des enfants vivent. Elle a été atteinte de syphilis en 1887, et sa quatrième grossesse, survenue un an après l'infection syphilitique, a été interrompue par la mort du fœtus qui a été expulsé au terme

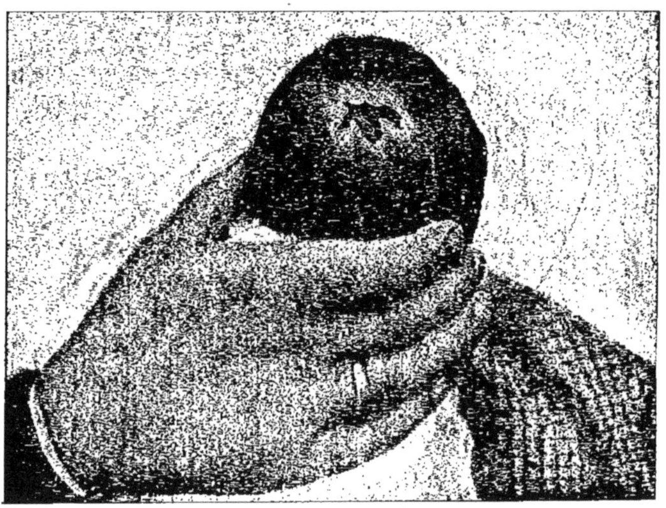

Fig. 3.

de 6 1/2. Depuis, la malade a suivi le traitement spécifique avec beaucoup de rigueur et sans interruption.

La grossesse actuelle a évolué sans accidents ni anomalies. Les dernières règles datent du 29 novembre-5 décembre 1889. La femme est donc enceinte de 8 mois 1/2 environ. Les membranes se sont rompues deux heures avant l'apparition des premières douleurs.

Dès son entrée, on constate l'existence d'une grossesse gémellaire : les deux enfants sont en bonne santé apparente ; tous deux se présentent par le siège.

La période de dilatation dure quatre heures ; en vingt minutes le premier enfant est expulsé en présentation du siège décomplétée mode des fesses ; le second est expulsé vingt minutes après en présentation du siège complet. L'accouchement est entièrement spontané.

Le placenta est immédiatement après rejeté au dehors. Il ne présente aucune trace d'altération.

Les deux enfants sont valides et n'offrent aucun stigmate de syphilis. Le premier, fille, pèse 2,780 gr., le second, garçon, pèse 3,100 gr. Tous deux ont des diamètres céphaliques sensiblement égaux. La fille ne présente aucune anomalie du système cutané. Il n'en est pas de même pour le garçon. Celui-ci, en effet, porte au niveau du cuir chevelu une plaque d'arrêt de développement (*Fig.* 3).

La lésion siégeait sur la ligne médiane, à deux centimètres environ en avant de la fontanelle occipitale. Mais au lieu d'offrir la disposition régulière que nous avions constatée dans les trois cas précédents, elle affectait la forme d'une feuille de trèfle. Elle était symétriquement placée au-dessus de la suture sagittale et plus étendue dans le sens transversal que dans le sens longitudinal. Sa dimension transversale était d'à peu près deux centimètres: d'avant en arrière, au niveau de la foliole moyenne, elle était longue de 10 à 12 millimètres. Cette surface offrait le fond jaunâtre translucide accoutumé ; elle était dépourvue de poils et se limitait par un bord tranché à pic.

L'enfant était bien développé; il continua à croître en bonne santé. Nous pûmes l'observer un mois après sa naissance. La perte de substance s'était réduite de moitié et en partie comblée. Le relief des trois folioles s'était considérablement émoussé et l'îlot primitif avait tendance à prendre la forme circulaire. La portion restée déprimée avait conservé son même aspect gélatineux ; la diminution d'étendue à la périphérie s'était faite sans plissements, sans indurations : il n'y avait pas travail de cicatrisation, comme cela eût été s'il se fût agi d'une ulcération, mais simplement envahissement par développement concentrique de la peau, qui passait ainsi peu à peu de l'état embryonnaire à l'état adulte. Nous n'avons pas pu savoir si, comme cela était à présumer, la perte de substance originelle a totalement disparu par la suite, et s'il en reste quelque trace à la surface de la tête.

Nous devons à l'obligeance de notre maître, M. le Dr Budin, la communication d'un fait pouvant être rapproché de ceux qui précèdent, qu'il a récemment observé dans son service de la Charité. Ce cas se caractérise, toutefois, par deux particularités que nous n'avons pas rencontrées dans nos observations personnelles.

La nommée Zorn..., âgée de 35 ans, entre à la maternité de la Charité le 21 mars 1891.

Cette femme Vpare est déjà accouchée quatre fois à terme, très facilement. Sauf à son quatrième accouchement, où l'on fit la version, les enfants se sont présentés par le sommet. Ils étaient bien développés et ne présentaient pas de malformations.

La femme est à terme. L'enfant se présente en OI G La tête fléchie est mobile au détroit supérieur. L'utérus est distendu par exagération de la quantité du liquide amniotique. Le promontoire est accessible.

Le travail progresse lentement. Au bout de douze heures la dilatation est complète, la tête demeure élevée et fuit d'une fosse iliaque à l'autre sous la pression de la main.

On rompt à ce moment la poche des eaux, en veillant à ce que le liquide s'écoule lentement au dehors. La quantité recueillie est de 1,900 gr. En exécutant la rupture artificielle, on maintient la tête fléchie au détroit supérieur ; une contraction survient qui l'engage au détroit supérieur.

Le col revient sur lui-même. Le doigt, introduit dans sa cavité, atteint aisément la suture sagittale déviée vers le promontoire. En redressant l'utérus anteversé on ramène la suture en bonne direction ; l'engagement se complète et l'expulsion s'effectue spontanément. L'enfant, bien développé, pèse 3,600 grammes.

En pratiquant le toucher profond, au moment de la rupture des membranes, la sage-femme de service avait senti sur le pariétal gauche une inégalité de surface qui avait vivement frappé son attention, mais elle n'avait pu en discerner la nature.

Après la naissance, on constate au niveau de la partie postéro-supérieure du pariétal gauche, près de la ligne médiane, une petite ulcération à bords circulaires, nettement tranchés, des dimensions d'une lentille. Un halo blanchâtre de tissu cicatriciel entoure la perte de substance et deux travées inodulaires en partent, s'étendant, l'une de haut en bas et de dedans en dehors parallèlement à la branche correspondante de la suture lambroïde ; l'autre, dans la direction opposée, en passant par dessus la suture sagittale, pour empiéter sur la région pariétale droite. Cette cicatrice est légèrement adhérente.

L'existence du tissu cicatriciel constitue ici une particularité que nous n'avons relevée dans aucune des observations qui précèdent.

La perte de substance, très peu étendue au moment de la naissance, semblait n'être que le reliquat d'une solution de continuité cutanée primitivement beaucoup plus étendue. La restauration du tégument s'était donc en grande partie effectuée pendant la vie intra-utérine, suivant le processus habituel à la cicatrisation des plaies étalées, par bourgeonnement.

Une autre particularité consistait en une dépression du tissu osseux, au-dessus de la cicatrice, peu étendue et peu profonde, difficilement limitable, mais aisément perceptible sur le doigt. Il semblerait donc que, dans ce fait, non seulement le tégument crânien, mais encore une certaine partie de l'épaisseur de l'os aient été momentanément et de bonne heure entravés dans leur développement.

Point à noter: si le bassin était très légèrement vicié, les aspérités du détroit supérieur n'avaient pu exercer aucune action sur le cuir chevelu : Le défaut d'engagement de la tête d'une part, et d'autre part l'existence de l'hydro-amnios suffisaient à empêcher un contact offensant exercé sur le fœtus par le pourtour de la marge du bassin.

La pathogénie de ces arrêts de développement ne doit pas être cherchée en dehors du fœtus et de ses annexes. Il eût été peut-être satisfaisant pour l'esprit d'admettre que le contact prolongé du crâne de l'enfant avec les aspérités de l'enceinte pelvienne maternelle eussent gêné, par compression prolongée et localisée, l'expansion en épaisseur de la peau. Mais, outre que le siège des lésions ne répondait en rien aux points du globe céphalique qui se trouvent dans la présentation du sommet en contact direct avec le pourtour du détroit supérieur, il y a eu dans trois de nos faits cette particularité singulière, que deux fois il s'est agi d'une présentation du siège, et une fois d'une présentation du tronc.

Le défaut de stigmates inflammatoires autour des îlots où la peau est mal formée, ne permet pas plus d'admettre l'existence d'un travail ulcératif accidentel comme élément pathogénique.

Nous pensons plutôt qu'il faut rechercher la raison

de ces anomalies dans l'explication qu'a donnée le professeur Lannelongue (1) de la production de certaines malformations céphaliques, à siège périphérique. « L'influence exercée par l'amnios sur la conformation de l'embryon est très grande, dit cet auteur, lorsque cette membrane ne suit pas un cours régulier dans son développement. Les plis anormaux qu'elle peut présenter, surtout les adhérences qu'elle contracte avec la surface embryonnaire, paraissent être une des causes les plus probables de ce groupe de malformations. Toutefois, il ne s'est pas offert à l'observation de fréquentes occasions de retrouver ces adhérences, comme un témoignage certain du mécanisme qui a présidé à l'anomalie. »

L'hypothèse la plus plausible que nous puissions admettre ici est donc qu'au moment de la réflexion de l'amnios au niveau du capuchon céphalique, à la troisième semaine de la vie intra-utérine, il s'établit une adhérence entre les feuillets fœtal et ovulaire de cette membrane; cette adhérence s'élonge en forme d'une ou plusieurs brides, et lorsque celles-ci se trouvent brisées et résorbées par les progrès de l'expansion de l'œuf, leur point d'insertion fœtale constitue une zone cutanée qui se trouve en un retard dans son développement par rapport au reste du cuir chevelu.

Ces malformations congénitales, qui n'ont point été jusqu'ici diagnostiquées par le toucher avant la naissance, ne prêtent à aucune erreur d'interprétation. Les exulcérations déterminées par l'éclatement de phlyctènes produites dans le travail prolongé à la surface de la bosse sanguine n'intéressent que la couche cornée de l'épiderme, et ne donnent pas lieu à une perte de substance à bords taillés à pic. Des érosions produites

(1) Lannelongue. — *Quelques exemples d'anomalies congénitales au point de vue de leur pathogénie. Arch. gén. de médecine.* T. 151. Avril 1883, p. 389.

par un perce-membranes, ou par un coup d'ongle, ne pourraient entraîner des pertes de substances circulaires aussi étendues. D'ailleurs, l'existence d'un fond cruenté lèverait tous les doutes, à défaut de commémoratifs.

Dans l'accouchement dystocique dû aux viciations pelviennes, il arrive parfois que le cuir chevelu est le siège d'îlots de sphacèle qui prend naissance à la suite d'une pression trop prolongée et trop violente de la tête sur l'un des reliefs du détroit supérieur mal formé ou sur une des épines triatiques trop saillantes. On trouve à la naissance des plaques nummulaires de peau noirâtre et raccornie, déprimées au milieu des téguments rendus turgides par la coexistence d'une volumineuse bosse séro-sanguine. Mais ces marques de pression ne tardent pas à s'éliminer à la manière des tissus sphacélés. Si l'on examine le crâne après leur chute, il est aisé de reconnaître qu'on ne se trouve pas en présence d'une altération congénitale et spontanée. Il suffit pour cela de constater les caractères du travail de réparation cicatricielle et de l'inflammation, qui éliminatrice ont pour siège l'aire ou les bords de la perte de substance produite par le traumatisme.

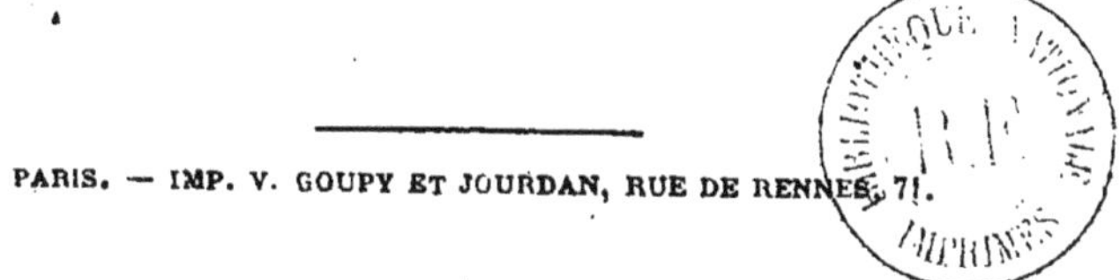

PARIS. — IMP. V. GOUPY ET JOURDAN, RUE DE RENNES, 71.

289

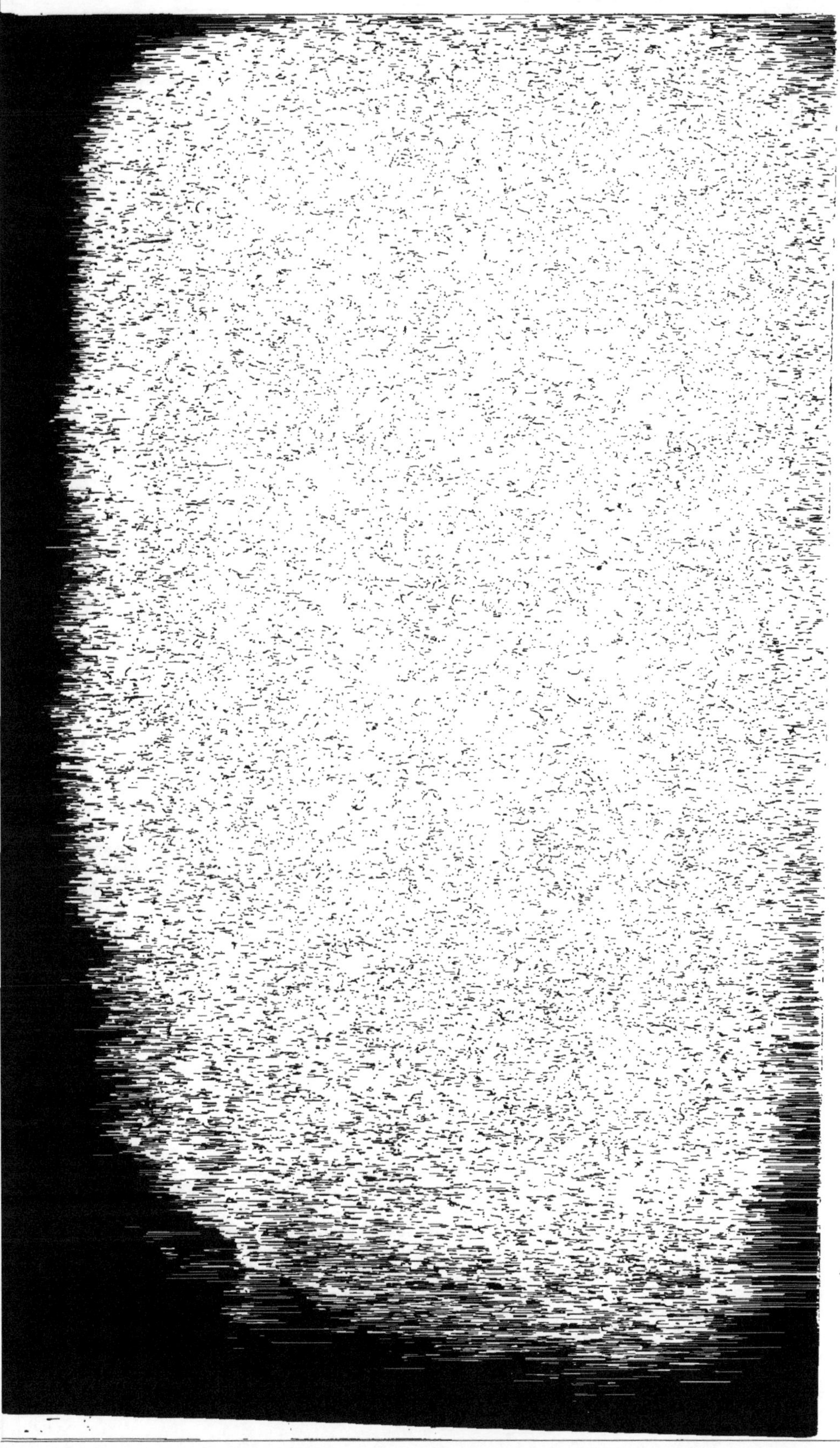

LE PROGRÈS MÉDICAL

JOURNAL DE MÉDECINE, DE CHIRURGIE ET DE PHARMACIE

Rédacteur en chef : **BOURNEVILLE**

Secrétaire de la rédaction : MARCEL BAUDOUIN

Paraissant le samedi par cahier de 24 ou 32 p. in-4° compactes sur 2 colonnes.

Un an, 20 fr. — 6 mois, 10 fr.

Pour les étudiants en médecine, un an, 12 fr.

Les Bureaux du **Progrès Médical** *sont ouverts de neuf à cinq heures.*

BONNAIRE (E.). — **Recherches anatomiques et anatomo-pathologiques sur le broiement de la tête fœtale avec quelques considérations particulières sur le mode d'action du basiotribe Tarnier.** — Volume in-8 de 196 pages, avec 4 planches hors texte et 6 figures. — Prix : 4 fr. — Pour nos abonnés . . . . 3 fr.

BAR (P). — **Le Basiotribe Tarnier, son mode d'emploi, les résultats qu'il permet d'obtenir. Communications faites au Congrès de Copenhague.** Broch. in-8 de 26 pages, avec 17 figures. — Prix : 1 fr. — Pour nos abonnés . . . . 70 c.

BESSON (I.). **Dystocie spéciale dans les accouchements multiples.** Volume in-8 de 92 pages. — Prix : 2 fr. — Pour nos abonnés . . 1 fr. 35

BITOT (P.). **Contribution à l'étude du mécanisme et du traitement de l'hémorrhagie liée à l'insertion vicieuse du placenta.** Volume in-8 de 184 pages. — Prix : 3 fr. 50. — Pour nos abonnés . . . 2 fr. 50

BUDIN (P.). **Du cloisonnement transversal incomplet du col de l'utérus.** Brochure in-8 de 14 pages. — Prix : 50 cent. — Pour nos abonnés. . . . . 35 c.

BUDIN (P.). **Obstétrique.** (Notes et Recherches). Brochure in-8 de 42 pages, avec 6 figures. — Prix : 1 fr. 50. — Pour nos abonnés . . 1 fr.

BUDIN (P.). **Recherches sur l'hymen et sur l'orifice vaginal.** Brochure in-8 de 40 p. avec 24 fig. — Prix : 1 fr. 50. — Pour nos abonnés. 1 fr.

BUDIN (P.). **Obstétrique.** (Recherches cliniques) — **Le palper abdominal. — La présentation du siège. — Le releveur de l'anus chez la femme.** Broch. in-8 de 48 pages, avec 3 fig. dans le texte. — Prix : 1 fr. 50. — Pour nos abonnés . . . . 1 fr.

BUDIN (P.). **Recherches physiologiques et cliniques sur les accouchements.** Brochure in-8 de 36 pages. — Prix : 1 fr. 25. — Pour nos abonnés. . . . . 90 c.

BUDIN (P.). **De la situation des œufs et des fœtus dans la grossesse gémellaire et des symptômes qui en résultent.** Broch. in-8 de 28 p. avec 8 figures. — Prix : 1 fr. — Pour nos abonnés. . . . . 70 c.

BUDIN (P.). **Note sur une sonde pour pratiquer le lavage de la cavité utérine et d'autres cavités. — Sonde à canal en forme de fer à cheval.** Broch. in-8 de 24 pages, avec figures dans le texte. — Prix : 1 fr. — Pour nos abonnés . . . . 70 c.

TARNIER. — **De l'influence du régime lacté dans l'albuminurie des femmes enceintes et de son indication.** — Prix. . . . . . . 50 cent.

RIBEMONT (A.). — **Recherches sur l'insufflation des nouveau-nés et description d'un nouveau tube laryngien.** Un volume in-8 de 40 p. et 8 planches. — Paris, 1878. — Prix : 3 fr. 50. — Pour nos abonnés. 30 c.

NARICH (B.). — **Proposition d'un nouvel e[illegible]yotome rachidien avec treize expériences à l'appui.** Brochure [illegible] de 32 pages, avec 4 figures. — Prix : 1 fr. 50. — Pour nos abonnés . . . . 1 fr.

PARIS. — IMP. V. GOUPY ET JOURDAN, RUE DE RENNES, [illegible]

www.ingramcontent.com/pod-product-compliance
Ingram Content Group UK Ltd.
Pitfield, Milton Keynes, MK11 3LW, UK
UKHW020351250726
13967UKWH00005B/2226

9 782012 968912